ALIMENTA TU APETITO SEXUAL

(El secreto de una placentera y fogosa sexualidad puede estar en tu propia nevera)

Mejora tu vida sexual y potencia el deseo de forma natural con la alimentación

LuisGarre

ÍNDICE

REGALO PARA LOS LECTORES 4

INTRODUCCIÓN. 6

ALIMENTACIÓN Y SEXO, LA CONEXIÓN PERFECTA. 9

¿ES POSIBLE MEJORAR TU SEXUALIDAD COMIENDO? 13

LA DIETA DEL DESEO. AUMENTA TU LIBIDO CON ESTOS
ALIMENTOS. 16

LOS ALIMENTOS ANTI-SEXO. 30

CONOCE LOS MEJORES ALIMENTOS NATURALES PARA
MEJORAR LA ERECCIÓN MASCULINA. 34

MULTIPLICA LA LIBIDO FEMENINA CON ESTOS ALIMENTOS
SANOS Y NATURALES. 36

CÓMO AUMENTAR LA TESTOSTERONA MASCULINA DE
FORMA NATURAL. ¿MEJORA LA DIETA LOS PROBLEMAS DE
ERECCIÓN? 43

CONCLUSIÓN FINAL. 47

más elevado de nosotros mismos.

Puedes descargarte este ebook gratuito haciendo clic en el siguiente enlace o entrando desde tu ordenador a la siguiente dirección:

www.luisgarre.com/regalo

<u>INTRODUCCIÓN.</u>

Hasta hace bien poco no se asociaban los problemas de falta de deseo sexual, trastorno y disfunción eréctil en el hombre o falta de apetito o deseo sexual por parte de la mujer con la inadecuada e insana alimentación. La ciencia y la medicina han evolucionado a pasos agigantados con respecto a las diferentes repercusiones de una buena o mala alimentación en nuestro organismo a nivel general, llegado a grandes conclusiones como por ejemplo **la importante conexión que existe entre la adecuada alimentación y una vida sexual activa, satisfactoria y plena.**

Ciertamente y desde que me encuentro inmerso en la actividad como escritor y divulgador de buenos hábitos de vida a todos los niveles, estoy descubriendo que no es fácil enseñar a otras personas a mejorar sus propios hábitos para hacerlos más beneficiosos y saludables. Me resulta llamativo y curioso como muchas personas pueden ver tan lejano el poder sufrir un problema serio cardiovascular o un accidente cerebrovascular importante y a la vez sentir tan gratificante el comer lo que uno quiere en cada momento aun sabiendo lo perjudicial que puede ser para su estado de salud.

He escrito este libro porque pienso que quizás un gran incentivo para que de una vez empecemos a cuidar de forma correcta nuestra alimentación puede ser conocer de primera mano el enorme impacto y las temidas consecuencias que pueden tener la mala alimentación sobre la salud sexual. Me siento esperanzado de que al conocer, tanto los efectos negativos y problemas que causan la mala alimentación en nuestra vida sexual como los efectos beneficiosos de la buena alimentación y el buen sexo, podamos ser conscientes de ello y comencemos a cambiar nuestros hábitos alimenticios para siempre.

Y no sólo por la mejora de nuestra vida sexual sino por la salud de nuestra vida en general. En la actualidad existen muchísimos casos en los que se han podido detectar problemas cardiovasculares a personas debido a que han acudido al médico a mirarse un problema de disfunción eréctil y quizás gracias a esa visita hayan podido salvar su vida.

Hace años se pensaba que si una persona joven y con vitalidad sufría alguna disfunción eréctil, era debido a un origen psicológico. Pero la realidad es que se está comprobando que muchos casos se deben a enfermedades vasculares y que estas se agravan o incluso pueden tener su origen en una inadecuada alimentación.

Cuidar la alimentación supone evitar muchísimas enfermedades, más de las que nos imaginamos. Comer verdura, fruta y granos enteros (semillas, arroz integral, avena, quinoa, etc...) en nuestra dieta puede suponer la diferencia entre una vida sana y plena o una vida triste, enfermiza e insatisfactoria.

Se han realizado innumerables estudios y se ha podido comprobar la gran mejoría de hombres que sufrían disfunción eréctil y que al iniciar una dieta sana y natural con alimentos de origen vegetal, se ha observado cómo recuperaban la normalidad en su vida sexual. **El aumento de verdura,**

frutos secos, legumbres y una adecuada proporción de grasas saludables proporciona una mejoría sexual sorprendente. A lo largo del libro conoceremos todos y cada uno de los mejores alimentos que tenemos a nuestra disposición en las tiendas de alimentación tanto para la mejora de la sexualidad masculina como para la femenina.

Es hora de que seas muy consciente de todo esto y de que empieces a cuidarte, tanto si has sufrido algún tipo de problema en tu vida sexual como si no, porque en la prevención de las enfermedades mediante los correctos hábitos alimenticios se encuentra la verdadera y más eficaz medicina para tu salud. Tienes a tu disposición toda la información necesaria para cuidarte y es sólo tu responsabilidad el comenzar a hacerlo, no esperes a que sea demasiado tarde.

La salud, fuerza vital y sexual están íntimamente unidas, por eso lo que afecta nuestro organismo repercute de alguna manera en el resto de nuestro ser. La mejor forma de cuidar nuestra salud es alimentándonos conscientemente, desde el amor hacia nosotros mismos.

¡Comencemos!

ALIMENTACIÓN Y SEXO, LA CONEXIÓN PERFECTA.

La fuente de nuestra vida es la alimentación y la sexualidad, ambas nos permite preservar la especie. La comida deliciosa y los placeres sexuales son dos de los mejores manjares de nuestra vida y juntos se potencian.

Una sexualidad placentera necesita de un cuerpo sano, y un cuerpo para estar sano necesita de cuatro pilares fundamentales: **descanso, alimentación, actividad física y relajación**. El equilibrio entre estos cuatro factores va a dar como resultado un cuerpo saludable y una sexualidad intensa y placentera. Llevar una dieta equilibrada, realizar ejercicio físico, descansar bien y mantener una vida sana con niveles bajos de estrés es fundamental para tener encuentros sexuales plenos y satisfactorios.

La **alimentación** es un **factor crucial** para mantener una buena salud general. Sin embargo, una alimentación inadecuada no solo nos producirá como consecuencia el temido sobrepreso y lo peor de eso, todas las enfermedades que se derivan de él, sino **también otros problemas que afectarán tu vida sexual** y a la calidad de la misma.

La correcta **respuesta sexual** depende del sistema circulatorio y del sistema nervioso, por lo que los alimentos que aportan nutrientes para mantener estos sistemas en un estado óptimo influirán de forma positiva en tu vida sexual. Esto no significa que no se pueda consumir alguna vez alimentos menos recomendables, sino que se debe evitar su ingesta a diario.

El consumo de alimentos ricos en grasas y colesterol es considerado como una causa de la **arterioesclerosis**. A medida que las arterias se van estrechando será más difícil realizar actividad física y además mantener una buena **erección**.

<u>Las primeras arterias afectadas por una dieta rica en grasas son las arterias más pequeñas, entre ellas las que irrigan los tejidos del corazón y del pene.</u>

Todo el mundo desea una vida sexual sana y activa, pero con demasiada frecuencia olvidamos que no podemos disfrutar de hacer el amor si no estamos <u>en buena forma física</u>. **Una dieta adecuada combinada con ejercicio va afectar a cada aspecto de nuestras vidas.** Nacemos con un cuerpo y no tenemos otro. Si esperamos que el que tenemos nos sea útil, **tenemos que cuidarlo y mimarlo a diario.**

La relación entre la buena alimentación y mantener una vida sexual sana es ya sabida y generalizada. <u>Hoy ya podemos hablar y decir que la conexión entre alimentos y sexo es estrecha e importante</u>. Comida y sexo tienen un punto en común muy conocido. Ambos son fuente de placer y deseo. La sociedad suele comparar estos dos placeres llegando algunos a subir hasta la cumbre del placer humano a la comida y otros al sexo, pero manteniéndose ambos como líderes indiscutibles de la fuente del placer de la vida.

Mantener relaciones sexuales plenas y satisfactorias requiere de la correcta energía y esta energía debe llegar de la mejor forma posible a través de los idóneos alimentos que existen en nuestros supermercados o en la tienda donde haces realizas tu compra diaria.

A lo largo de la historia de la humanidad el alimento siempre ha tenido una gran relación con la sexualidad, no es casualidad que esta mezcla entre romance y alimentos haya estado presente desde nuestros antepasados hasta el día de hoy. El champagne con caviar, la cerveza con ostras, etc... se han llegado a nombrar como potentes afrodisiacos y antecesores o preludio de una noche de desenfreno y éxtasis sexual. Si bien es sabido que el efecto de un alimento o bebida como afrodisiaco no es universal y general para todas las personas, existen algunos de ellos que han sido reconocidos por su popularidad a la hora de hacer "hervir la sangre" y predisponernos para el acto sexual.

Se sabe a ciencia cierta que en el **deseo sexual** están implicados en gran parte los <u>nutrientes</u> que el cuerpo necesita para realizar todos los procesos, sobre todo los hormonales, los cuales sufren un desequilibrio precisamente por la falta de nutrientes que influyen en el metabolismo del cuerpo. Además, <u>hay alimentos que aumentan la libido de manera extraordinaria.</u> Una merma en el deseo o en la respuesta del cuerpo frente al sexo podría perfectamente ser corregida con cambios alimentarios.

Aunque no lo creas, en tu propia nevera puede estar el secreto para una sexualidad más fogosa y placentera. Con esta guía vas a aprender todos los secretos alimenticios que se encuentran detrás de una vida sexual plena.

Tanto la dieta como el estilo de vida son responsables de muchos problemas de tipo sexual, por eso te voy a explicar cómo debes modificar ciertos hábitos de vida y alimenticios que quizás estén perjudicando enormemente tu vida sexual sin que seas consciente de ello.

Existe una evidente **conexión entre los alimentos, su aroma y el sexo**. Nuestro sentido del olfato está ligado profundamente a nuestra percepción de los alimentos, de manera que casi podemos saborear sin haber probado nada, sólo con oler. A su vez, el olor está relacionado con la forma en que percibimos el sexo. Si nos estimula, eso puede ser apoteósico, de lo contrario, no habrá nada que hacer.

Los afrodisíacos también proceden del olor de los alimentos, según los estudios científicos que prueban que hay excitación con sólo olerlos. Una investigación ha demostrado que los hombres pueden ser muy sensibles a la excitación al exponerse al olor de **lavanda** y el **pastel de calabaza**. Y las mujeres ante olores a dulces de **regaliz, pepino** y **talco infantil**. Son sólo unas muestras, porque esos efectos se encuentran en otros olores de alimentos también.

Este libro está escrito pensado tanto para la sexualidad femenina como para la masculina, ya que tanto el hombre como la mujer son diferentes a nivel biológico y en la forma de metabolizar los alimentos. Y todo esto como es lógico, influirá en la forma de alimentarse de cada sexo.

Es importante que entendamos que **la salud sexual también está interconectada como no podía ser de otra forma con nuestra salud emocional y física**. En la parte emocional supone la creación de un vínculo necesario entre la pareja a nivel sentimental y psicológico. Y en la parte física actúa reduciendo el estrés a través de la actividad física que se ejerce.

En esta guía tienes <u>todo lo que debes saber a nivel de alimentación para que tu vida sexual sea mejor,</u> pero lo más importante y **el factor fundamental que más potenciará una vida sexual activa siempre será la compañía de una pareja sexualmente atractiva y deseada.**

¿ES POSIBLE MEJORAR TU SEXUALIDAD COMIENDO?

NO SOLO ES POSIBLE, ES NECESARIO E IMPORTANTÍSIMO. Para tener buen sexo, (aparte de una pareja que te atraiga lo suficiente) es fundamental comer lo más saludable posible. ¿Por qué?. Aunque enseguida vas a conocer perfectamente todos los secretos que existen entre una vida sexual magnífica y los alimentos con los que la vas a lograrla, a continuación te detallo **las mejores razones y consejos imprescindibles para mejorar tu dieta y que tu vida sexual sea plena y satisfactoria.**

- **La importancia de una buena nutrición.** Si tu dieta está basada en legumbres, granos enteros y no procesados y otros carbohidratos complejos que te recomendaré más adelante, además de mucha fruta, verduras y proteínas, obtendrás gran cantidad de vitaminas y minerales imprescindibles que mejorarán tu salud en el día a día y por su puesto también en la cama.

- **El zinc es fundamental.** Este mineral está ligado a la función sexual. Sin suficiente zinc, el desarrollo sexual en los niños se retrasa y los hombres lo necesitan para producir esperma. Lo encontrarás principalmente en

mariscos, carne, pollo, hígado, huevos y nueces. Te explicaré en breve donde se encuentran las mayores cantidades de zinc en los alimentos naturales.

- **Hierro.** La depresión y la fatiga son las causas más comunes de las quejas sexuales, esta última provocada en algunos casos por falta de hierro (anemia). Para evitarla hay que comer **carnes, pescados, mariscos, semillas y legumbres.**

- **La vitamina E.** No proporcionarle al organismo una buena cantidad de esta vitamina E(presente en el **aceite de oliva, las nueces, las semillas, los vegetales verdes y el germen de trigo**) perjudica seriamente las funciones sexuales.

- **Fuera alcohol y a la nicotina.** El consumo excesivo de alcohol tiene un efecto depresor que podría causar impotencia. **Se debe evitar el cigarro, el alcohol en exceso y sedentarismo.** Estos tres hábitos juegan en contra el correcto riego sanguíneo por lo que no facilitan la libido.

Somos seres de energía y a su vez utilizamos esa misma energía para vivir y conseguir nuestros objetivos y metas. Debido al desgaste de la vida diaria necesitamos reponer la energía gastada con una adecuada alimentación que reponga los nutrientes perdidos.

La actividad sexual es quizá la manifestación más poderosa de nuestra energía. El semen contiene importantes sustancias nutritivas que necesitamos reponer. Hay alimentos que son más adecuados para esto, para dar energía a nuestra vida sexual, contribuyendo a la actividad hormonal necesaria para el sexo y, por supuesto, a darnos la vitalidad necesaria. A continuación en el siguiente capítulo, vamos a entrar de lleno y en profundidad para conocer los súper poderes que se encuentran en los alimentos indicados para nuestro objetivo.

LA DIETA DEL DESEO. AUMENTA TU LIBIDO CON ESTOS ALIMENTOS.

No es ningún secreto que existen alimentos que debido a sus nutrientes producen un aumento considerable de nuestra libido o deseo sexual. La ciencia sabe que en el factor para que se produzca el deseo sexual están implicados una gran parte de los nutrientes que necesitamos para realizar todos los procesos químicos y biológicos que el cuerpo realiza, sobre todo los hormonales, los cuales pueden llegar a sufrir desequilibrios debido precisamente a la falta de nutrientes que influyen en el metabolismo del cuerpo.

Por suerte tenemos a nuestra disposición una amplia gama de alimentos naturales los cuales producen un buen aumento de nuestro vigor y deseo sexual.

Sin más, te desvelo los mejores alimentos para aumentar tu libido de forma sana y natural:

- **Cacao.** El cacao es un alimento con grandes beneficios para la salud en general, pero me refiero al cacao puro, sin azúcares añadidos. Este alimento es rico en flavonoides (nutrientes presentes en el cacao natural) que ayudan a la producción de óxido nítrico, fundamental para la relajación de las venas y vasos sanguíneos y por lo tanto, mejora las erecciones y favorece el aumento de la libido. Por lo que tenemos que buscar **el chocolate puro sin azúcar y con altas concentraciones de cacao (mínimo de 70% para arriba).** Nada de chocolates con leche y azúcar o con mínimas concentraciones de cacao. El cacao desgrasado y sin azúcar es ideal, lo puedes comprar en polvo en los supermercados y puedes tomarlo como chocolate caliente con miel o utilizarlo para realizar apetitosos postres caseros con edulcorantes como la stevia o la propia miel, siempre evitando utilizar el azúcar. Para los chocolates calientes recomiendo tomarlo con leche vegetal (avena, almendras, soja, etc...)

Si el chocolate contiene altas concentraciones de cacao y como te he dicho, no menos del 70%, será alto en valores de feniletilamina (FEA), que es una sustancia la cual está demostrado científicamente que provoca euforia, pues hace que se liberen endorfinas y serotonina, estimulantes naturales que aumentan la libido, así como la dopamina que es un compuesto químico que libera el cerebro cuando se produce el orgasmo. Otro gran nutriente que posee el cacao es el calcio, el cual favorece las transmisiones nerviosas y por lo tanto aumenta las sensaciones a nivel físico y mental. Así que ¡a comer cacao se ha dicho! Una onza de chocolate después de comer o entre horas será una cantidad más que suficiente para que sea una proporción saludable y beneficiosa para el organismo.

- **Miel.** La miel es un alimento altamente recomendable para personas que realizan actividades físicas regulares, ya que contiene carbohidratos de absorción lenta (se van liberando de forma progresiva en el organismo y por lo tanto nos van aportando energía de una manera continuada durante nuestra actividad o ejercicio físico), muy energética y rica en vitamina B (imprescindible para la fabricación de la testosterona).

Una cucharada de miel por las mañanas con los cereales integrales y la leche vegetal es una gran forma de aportar a nuestro cuerpo una fuente de energía fundamental para el resto del día.

- **Arroz integral.** Sobra decir que debemos eliminar el arroz blanco de nuestra dieta y apostar por el integral en las comidas. Este alimento contiene altas dosis de vitamina B y magnesio. **La vitamina B juega un papel muy importante en el aumento del deseo**. Es la vitamina de la energía. Y el magnesio favorece las contracciones musculares.

  A partir de ahora, tus comidas siempre con arroz integral, fuente de fibra, nutrientes, minerales y vitaminas.

- **Nuez moscada.** La nuez moscada siempre ha sido considerada un <u>potente afrodisiaco natural</u> debido a que estimula las células nerviosas y la circulación de la sangre, provocando el aumento del deseo sexual.

  Condimenta tus platos con nuez moscada. En recetas de pasta queda genial o incluso la puedes utilizar para tus postres preferidos.

- **Pollo.** El consumo de pollo es una de las carnes más recomendadas junto al pavo para nuestro consumo. Esta carne es rica en vitaminas del grupo B y especialmente la B6 (<u>muy importante para la fabricación de la testosterona</u>).

  Consumir pollo nos nutre con altas dosis de proteínas evitando el consumo de grasas saturadas o insanas.

- **Ostras.** Este marisco es riquísimo en <u>**zinc**</u>, que es un mineral altamente necesario para nuestro cuerpo y fundamental en la creación de testosterona, que junto a otro compuesto que se encuentra en su interior, el ácido aspártico y aspartato, ayudan a la liberación tanto de hormonas sexuales masculinas (testosterona) como femeninas (estrógenos). Todas estas características hacen de **las ostras un fuerte afrodisiaco natural**. Pero como ya sabes, hay que tener mucho cuidado con el consumo de este alimento ya que también contiene toxinas, debido a que es un marisco que absorbe cantidades de toxinas que se encuentran en el mar, por lo que su consumo debe ser muy moderado.

- **Sandía.** La sandía aparte de ser una fruta riquísima, fresca y apetecible, sobre todo en verano, contiene unos componentes llamados citrulina y arginina que se encargan de <u>aumentar la libido y ayudan a que el organismo libere óxido nítrico</u>, que es un compuesto que relaja los vasos sanguíneos del pene y de la vulva, ayudando a la erección masculina y excitación femenina.

- **Semillas de calabaza.** Como ya hemos apuntado anteriormente, el zinc es un mineral importantísimo en la sexualidad y fertilidad. Está presente en casi todos los alimentos que aumentan la libido y <u>en las semillas de calabaza se encuentra presenta en altas cantidades.</u>

  Tomar semillas de todo tipo es una elección muy recomendable para nuestra salud. Las de calabaza, sésamo, lino, pipas sin sal, chía, etc... En los supermercados ya podemos encontrar bolsas de semillas mezcladas y listas para ser consumidas en crudo, sin tostar y sin condimentar.

- **Granada.** De sobra es conocido el poder antioxidante del zumo de granada. Según diversos estudios científicos, este alimento <u>ayuda a combatir la disfunción eréctil y aumenta la libido</u>. Las grandes dosis de antioxidantes hacen de la granada un aliado espectacular para nuestra salud sexual.

  La podemos tomar directamente de la fruta o bien en zumo pero observando que no contenga azucares añadidos ni aditivos químicos o conservantes.

- **Semillas de lino.** Estas semillas contienen grandes dosis de nutrientes como los famosos ácidos grasos esenciales Omega 3. Son otro <u>alimento importante para el aumento de la libido.</u>

- **Jengibre.** El jengibre es famoso por sus innumerables beneficios para nuestra salud y uno de ellos es <u>el efecto favorecedor en el aumento de testosterona.</u>

Puedes aliñar tus platos con jengibre y potenciar así tu salud sexual.

- **Palomitas de maíz.** No hay película en el cine sin palomitas. Tienen grandes dosis de arginina vegetal, lo que hace que el esperma aumente en calidad. Por si lo desconocías, **<u>las palomitas son grandes potenciadoras de la libido y la sexualidad.</u>**
Si las haces en casa con aceite de oliva y agregándole la dosis justa de sal, estarás tomando un alimento divertido, apetitoso y a la vez sano que haga que al terminar la película, la tarde acabe de la mejor manera posible.

- **La guindilla.** Este alimento picante produce un compuesto llamado capsaicina que <u>realiza en el cerebro una liberación de la "hormona de la felicidad", la endorfina.</u> Además beneficia el sistema nervioso y por lo tanto la excitación y la libido.

Condimentar algunas comidas con guindillas es saludable y beneficioso para tu sexualidad.

- **Arándanos.** El arándano es una fruta que favorece la relajación de los vasos sanguíneos y es rico en vitamina C. Todo esto <u>favorece la erección y la excitación para el sexo</u>. Es fuente de antioxidantes naturales para el organismo. Los arándanos contribuyen a rebajar la grasa abdominal, haciendo posible ese perfil sexy que gusta a hombres y mujeres, mejorando el metabolismo a la misma vez.

- **Ternera.** Esta carne contiene grandes dosis de L-arginina. Y como ya sabes, este compuesto <u>es importantísimo para la mejora de nuestra calidad sexual y deseo.</u>

- **Plátano.** Fruta muy beneficiosa para la salud, contiene bufotenina que es un alcaloide químicamente similar a la serotonina (hormona que mejora el estado de ánimo, confianza e impulso sexual). Son ricos en ácido fólico, que puede mejorar el flujo sanguíneo durante la excitación sexual y ayudar en la producción de nuevas células.

Tomar un plátano al día es fuente de salud y bienestar.

- **Almendras.** Son frutos secos ricos en Omega 3 y vitamina E, por lo tanto son antioxidantes y <u>estimuladoras para la producción de hormonas sexuales.</u>

Tomar un puñado de almendras crudas y sin condimentar es muy importante para nuestra salud en general y para nuestra normal sexualidad en particular.

- **Gambas.** La gamba contiene un alto porcentaje en el mineral de la sexualidas y la libido, **el zinc**. Además contienen calcio y magnesio, fundamentales que se produzcan las contracciones musculares que ayudan a regular el impulso sexual. <u>Las gambas contienen un aminoácido llamado fenilalanina, el cual regula el estado de ánimo y mejora el apetito sexual.</u>

- **Pepino.** Se ha descubierto que <u>el aroma del pepino es el aroma que más despierta el deseo femenino</u>. Este estudio científico se llevó a cabo por la *Fundación de Investigación y Tratamiento del Olfato y el Gusto de Chicago (EE.UU.)*.

- **Semillas de sésamo.** Estas semillas contienen <u>zinc, selenio, calcio, magnesio y vitamina E y grasas esenciales.</u> Nutrientes todos importantes y beneficiosos para el aumento del deseo sexual.

- **Espárragos**<u>. ¿Sabías que los espárragos son de los alimentos que más aumentan la libido?</u> Son ricos en potasio y calcio, nutrientes imprescindibles en la creación de hormonas y energía en el cuerpo. También contienen vitamina E que mejora el flujo sanguíneo hacia los genitales.

- **Nata**. La nata es fuente de calcio pero es un alimento que se debe tomar con mucha moderación. Tradicionalmente la nata siempre ha sido asociada a juegos eróticos por lo que mi recomendación se basa más que en su consumo, en su disfrute como <u>alimento erótico y divertido.</u> Aunque curiosamente <u>es un alimento que también aumenta la libido</u>.

- **Cacahuete.** Es rico en Omega 3 y ayuda a mantener el colesterol a raya, lo que favorece una correcta circulación sanguínea y por lo tanto una mejor vida sexual.

- **Espinacas.** La espinaca es fuente de <u>Coenzima Q-10</u>, la cual favorece la motilidad de los espermatozoides. Entre otros nutrientes, <u>contiene también hierro, el cual aumenta el deseo sexual.</u>

- **Apio.** El apio es uno de los <u>alimentos estrella para el aumento del apetito sexual.</u> Contiene gran cantidad de **feromonas**, las cuales atraen a las mujeres.

  Cuando te hagas tus batidos vegetales y de frutas, añade apio a los mismos y estarás garantizándote un alimento altamente efectivo para tu sexualidad.

- **Ajo.** El ajo contiene alicina, fundamental para el correcto riego sanguíneo y el <u>aumento de la libido.</u>

- **Trufa.** La rica trufa contiene androstetenol que <u>imita el olor de las feromonas sexuales humanas.</u>

- **Tomate.** El tomate contiene grandes dosis de betacaroteno y vitamina A. Estos nutrientes <u>aumentan la testosterona y libido.</u>

- **Atún.** Tanto el atún como los pescados azules en general contienen vitaminas B3, las cuales colaboran en la dilatación de los vasos sanguíneos y producen <u>mejora en los orgasmos</u>. Ricos en Omega 3, son alimentos necesarios para eliminar el colesterol de nuestro cuerpo.

- **Huevos.** Las vitaminas B5 y B6 de los huevos ayudan a reducir el estrés y a conseguir un equilibrio hormonal, necesarios para una correcta **vida sexual**.

  Tomar un huevo al día es recomendable y muy beneficioso para nuestra salud.

- **Higos.** El poder de los higos reside en sus aminoácidos, que <u>permiten mejorar el rendimiento y resistencia sexual,</u> al tiempo que **aumentan notablemente la libido.**

- **Aguacate.** Beneficioso tanto para los hombres como para las mujeres. Contiene vitamina B6 que aumenta la producción de esperma y potasio que regula la tiroides en las mujeres. Además, contienen ácido fólico, que ayuda a metabolizar las proteínas, brindándote más energía.

- **Salmón.** Este pescado es tan alto en omega 3 que mejora el sistema nervioso y el cerebro, combate la depresión y mejora el estado de ánimo. Todo esto <u>aumenta la **resistencia sexual**.</u>

  Tomar salmón una o dos veces a la semana es una gran recomendación, y si lo haces en la cena, será una gran elección para tu salud.

- **Aceitunas.** <u>Las verdes para los hombres, ya que los hacen más viriles. Las negras para las mujeres porque **aumentan su deseo sexual**</u>. Son ricas en grasas saludables.

- **Brócoli.** No podía faltar este súper alimento en una dieta energética y saludable. Crudo o cocido, conviene comerlo a menudo para nuestros encuentros sexuales. <u>Alto contenido de vitamina C</u>, que ayuda a la circulación de la sangre, lo cual tiene un efecto directo en los órganos sexuales, tanto del hombre como de la mujer.

- **Clavo.** Especia ideal para postres, tés o platos exóticos Indios. Súper alimento <u>indicado para una sexualidad placentera.</u>

- **Ginseng.** Gran aliado para el <u>aumento de la libido femenina y masculina.</u> Se puede consumir mediante infusiones, evitando los zumos con ginseng y azúcares añadidos.

- **Lechuga Iceberg.** Es un tipo de lechuga que contiene un opiáceo natural que <u>activa la hormona de la sexualidad</u>.

- **Jengibre.** Raíz necesaria para activar la circulación sanguínea y <u>aumentar el deseo sexual.</u>

  Puedes consumirlo mediante especia como condimento de tus alimentos o añadiendo a tus batidos favoritos.

- **Avena.** Restituye la energía perdida por desgaste físico. Alimento utilizado por deportistas por su gran aporte energético. Resulta <u>especialmente indicado para la sexualidad</u> porque fomenta el aumento de testosterona en la sangre, en otras palabras, incrementa el deseo sexual. Contiene beta-glucano, un tipo especial de fibra que se ha demostrado reduce los niveles de colesterol hasta en un 23 por ciento. <u>La avena es rica en manganeso y selenio, esenciales para la producción y regulación de las hormonas.</u> **La deficiencia de avena reduce la potencia sexual.**

Puedes tomar avena en leche, polvo, o copos. Hoy en día es un alimento fundamental en los desayunos de las personas con hábitos muy saludables.

- **Canela.** Mejora toda clase de problemas relacionados con el frío (mala circulación, tos, fiebre y catarro), gracias a que, entre otras cualidades, eleva la temperatura corporal. Asimismo, fortalece al sistema nervioso y aleja fatiga y depresión, razón por la cual también reduce tensión y ansiedad, que en muchas ocasiones resultan un obstáculo para una buena relación íntima.

- **Fresas**. Fruta que favorece el mejor flujo sanguíneo, <u>se le atribuyen cualidades para alimentar la capacidad y el **deseo sexual.**</u>

- **Pistachos.** Es considerado como uno de los **alimentos afrodisíacos** <u>más potentes que se pueden encontrar en la naturaleza</u>, y al que se debe evidente **aumento del deseo pasional**. Consumir un puñado de pistachos al día es una muy buena opción.

- **Menta.** Se dice de ella que fue la <u>primera planta medicinal utilizada con fines afrodisíacos</u>, ya que es delicado estimulante del sistema nervioso. Además, tiene diversos efectos curativos, entre los que podemos mencionar la mejora de la digestión y el mal aliento, y se puede utilizar como suave calmante de la ansiedad. En cenas románticas no es raro que se ofrezca un licor de menta.

- **Gelatina.** Este alimento se encarga de cuidar nuestras articulaciones y los cartílagos, necesario para cualquier actividad física que realicemos. Por eso hay varios factores a cuidar para que sea usted todo un/a atleta sexual: la flexibilidad, un tejido conectivo fuerte y resistencia. Uno de los alimentos que contribuye a mantener sanas las articulaciones es la gelatina, ya que mantiene elásticos los ligamentos y reparar daños menores que se hayan producido en las articulaciones.

  La mejor opción es tomar gelatina sin azúcares añadidos y puede ir genial como postre, ya que contiene proteínas y es baja en grasas.

- **VinoTinto.** La verdad es que su ingesta no aporta nada a efectos sexuales pero para muchas personas es importante porque relaja el ambiente, calma los nervios, facilita la conversación, acompaña bien la comida o la cena, y la experiencia de degustarlo ha adquirido con el tiempo una connotación sensual. El vino, por su color, olor y sabor intensos, se usa como herramienta de seducción. Pero debemos recordar que el vino puede llegar a ser un inconveniente si se bebe en una cantidad excesiva. El consumo moderado de vino tinto sí que tiene algunos beneficios, como reducir el riesgo de coágulos sanguíneos; además contiene antioxidantes y resveratrol, una sustancia química que puede rebajar el riesgo de enfermedades coronarias y prevenir el perjuicio del colesterol sobre los vasos sanguíneos.

- **<u>Camarones</u>**<u>. Contienen grandes cantidades de zinc, lo que **mejora la libido y la producción de esperma**. También tienen calcio y magnesio, necesarios para la contracción muscular que ayuda a regular el impulso sexual, el número de espermatozoides y la fertilidad. También contienen fenilalanina, un aminoácido que ayuda a regular el estado de ánimo y a mejorar el apetito sexual, ¡marchando</u> una tortita de camarón!.

- **Nuez de Brasil**. Este alimento es rico en selenio. El selenio impide la oxidación (el daño) de los espermatozoides, lo que <u>aumenta tus posibilidades de tener un esperma saludable.</u>

Como puedes ver, existen a nuestra disposición infinidad de alimentos naturales que pueden hacer de nuestra vida sexual algo mágico, al igual que por el contrario, el consumo de otros alimentos menos recomendables para la salud puede producir el efecto no deseado y mermar nuestra salud física, mental y sexual. A continuación te explico todo lo que debes saber para descartar alimentos y hábitos de vida contraproducentes para tu salud sexual.

<u>LOS ALIMENTOS ANTI-SEXO.</u>

Cuando hablamos de alimentos anti- sexo, normalmente son los mismos que se consumen en las dietas descuidadas y contrarias a una correcta salud física y mental.

Con respecto a los **hidratos de carbono** (necesarios para nuestra energía diaria), tenemos que evitar todos los refinados como son el **pan blanco, los cereales blancos y azucarados, los zumos azucarados, la harina blanca y la bollería industrial. LOS HIDRATOS DE CARBONO ADECUADOS SON: <u>LA PATATA (cocida o al horno con piel), EL BONIATO Y LAS HORTALIZAS DE RAIZ COMO LA ZANAHORIA Y EL NABO.</u>**

Si hablamos de las **proteínas**, debemos de evitar la ingesta de proteínas provenientes de las carnes grasas como el cerdo. Las proteínas derivadas de alimentos altos en grasas saturadas como **el queso, la leche entera o las partes grasientas del cerdo como el tocino o la panceta**, producirán en el organismo un <u>aumento significativo del colesterol</u>, lo que puede conducir a la obstrucción de los vasos sanguíneos. **LAS PROTEINAS CORRECTAS DEBEN PROVENIR DE LAS <u>CARNES DE AVE, HUEVO Y PESCADO.</u>**

Con respecto a las **grasas,** tenemos que decir que es un componente muy importante a nivel de nuestra salud en general. Debemos comer grasas no saturadas y evitar **la bollería industrial, las grasas trans, mantequilla, margarina, y embutidos. LAS GRASAS SALUDABLES SE ENCUENTRAN EN <u>LOS FRUTOS SECOS, EL PESCADO, EL AGUACATE O EL ACEITE DE OLIVA.</u>**

A continuación paso a detallar en profundidad los alimentos anti- sexo y por consiguiente anti-saludables.

- **Las patatas fritas.** Se encuentran presentes en muchos de los menús de nuestra dieta diaria. Las patatas fritas <u>son las que más amenazan la relación sexual</u> ya que pueden producir problemas circulatorios los cuáles no juegan a favor de los órganos sexuales.
- **La soja**. (Perjudicial para el hombre). A pesar de sus múltiples valores positivos para la salud cardiovascular; este alimento hace que los niveles de **estrógenos suban y disminuyan los de testosterona.** Esto puede llegar a producir que la libido del hombre se vea afectada y por lo tanto tenga menos ganas de tener relaciones sexuales.
- **Alimentos que contengan azúcar refinada**. Alimentos como muchos de los cereales insanos o las bebidas tipo refresco son algunos de los que contienen este tipo de azúcar. Una de las enfermedades que son causadas por el consumo abusivo de estos perjudiciales alimentos es la diabetes. <u>La diabetes es sin duda causante del daño en los nervios, el tejido eréctil y los vasos sanguíneos del pene</u>. A menudo la diabetes va asociada por tanto con los problemas de erección.
- **Comida basura**. La comida rápida afecta negativamente a todo estado de salud. Contiene grandes cantidades de grasas y muchas calorías, es causante de problemas de obesidad en gran parte de la población. El motivo principal por el que <u>este tipo de comida puede causar impotencia</u> es el hecho de que las grasas obstruyen las arterias. El consumo abusivo de esta comida podría limitar seriamente su función sexual.

- **Alimentos con alto contenido de sal.** El consumo abusivo de sal con los alimentos no es bueno para la salud. El sodio que contiene la sal y su uso en grandes cantidades, ha sido el responsable de muchos de los casos de <u>disfunción eréctil en el hombre</u>. Evitar alimentos salados ayudará a que sus relaciones sexuales sean más satisfactorias.

- **El alcohol**. Ese gran aliado de tantas fiestas y celebraciones es, sin duda, uno de los peores enemigos del hombre, ya que produce disfunción eréctil. El consumo abusivo de alcohol produce la deficiencia de la vitamina A, que es la causante de la esterilidad del hombre. A pesar de que con el consumo de alcohol la persona está aparentemente más propensa a tener sexo y más desinhibida, <u>disminuye también la sensibilidad en la zona genital</u>. El alcohol ralentiza el sistema nervioso central lo que incluye también la función eréctil del hombre y por lo tanto también su capacidad para tener una relación sexual satisfactoria. Se puede concluir por tanto, que se debe seguir una dieta sana para mantener una adecuada calidad de vida y para también mantener nuestra vida sexual en las mejores condiciones.

- **Platos fritos**. Las comidas fritas no son precisamente los platos más sensuales que existen. Y es que aunque para algunos puedan resultar irresistibles, están cargados de **grasas trans** que además de no aportar nada útil a nuestro cuerpo, nos generan una gran sensación de pesadez y fomentan un estado soñoliento.
- **Bollería muy dulce**. A todos nos gusta comer algo dulce de vez en cuando pero ya sabemos que nada en exceso es bueno y mucho menos cuando se trata de <u>azúcar procesada</u>. Y es que si eres de los que consume estos alimentos a diario <u>corres el riesgo de que tus niveles de glucosa aumenten y tu deseo sexual disminuya</u>, una combinación nada favorable para el buen sexo.
- **Sopas enlatadas o envasadas**. No es un secreto para nadie que este tipo de productos están cargados de sodio, sabores artificiales y una buena dosis de sal

y grasa. Ésta combinación bomba si es consumida con frecuencia <u>puede afectar nuestra presión arterial haciendo que suba, lo que a su vez interfiere con el deseo sexual</u>, en especial en el caso de los hombres.

- **Café y tabaco.** Tanto el tabaco como el alcohol y también el café (si su consumo no es moderado), <u>afectan seriamente a nuestra salud sexual</u>. Todos conocemos los efectos nocivos del tabaco y el alcohol para la salud.

En resumen, una dieta saludable es sinónimo de buena salud sexual, al igual que una dieta descuidada e insana desembocará en problemas de tipo sexual además de otros muchos. Come natural, fresco, orgánico y sano.

CONOCE LOS MEJORES ALIMENTOS NATURALES PARA MEJORAR LA ERECCIÓN MASCULINA.

Muchos hombres no son conscientes de que **una buena erección depende mucho de la adecuada alimentación**. Es posible mejorar la fuerza de la erección y su vigor mediante algunos alimentos que ahora paso a recomendar a los hombres.

- **AGUA.** Tomar la dosis de agua recomendada cada día ayuda al equilibrio del PH de nuestro cuerpo, lo que se traduce en el adecuado funcionamiento de nuestros órganos en general y el suministro correcto de nutrientes a nuestro organismo. Por lo tanto y como primera recomendación: <u>tomar la cantidad de agua recomendada cada día.</u>
- **ALIMENTOS RICOS EN ZINC**. **(mariscos, frutos secos y semillas).** Como ya he mencionado anteriormente, todos los alimentos que contienen este mineral, son muy beneficiosos para una adecuada erección.
- **CAFEINA.** Mejora el metabolismo y elimina grasas acumuladas. Ideal para <u>mejorar el flujo sanguíneo corporal y del pene en particular.</u>

- **ALIMENTOS RICOS EN POTASIO**. (plátanos, sandía, tomate, fríjoles, aguacate, sésamo, patatas y coco).
- **FRUTA**. Rica en minerales y vitaminas fundamentales para una gran erección. <u>Limpian las arterias y aumenta el flujo sanguíneo, ideal para un pene firme y potente.</u>
- **FIBRA**. Los alimentos ricos en fibra ayudan a la erección a través d de sus grandes nutrientes y de la eliminación de grasas insanas. **(arroz integral, pan integral, pasta integral, fruta, verdura, frutos secos, etc…).**
- **SALMÓN.** Los ácidos grasos omega-3, que lo puedes obtener en el aceite de pescado, mejoran el flujo de sangre a las partes que importan. Coma pescado como **el salmón, la caballa, la trucha y el atún fresco** por lo menos dos veces por semana para mantener sus arterias bien aceitadas.
- **HUEVOS.** Poseen un alto contenido de importantes vitaminas del complejo B. Los huevos ayudan a poder equilibrar los niveles hormonales que pueden disminuir el estrés que a menudo inhibe la erección.
- **GRASAS VEGETALES.** La gran variedad de grasas vegetales como el **aguacate y espinacas** <u>son grandes aliados para una buena erección.</u>

Estos alimentos que te acabo de nombrar son los grandes aliados de una erección de calidad. Muchos hombres piensan que es normal una erección semi dura o algo blanda, pero es necesario entender que **en la adecuada dieta se encuentra el secreto para mantener una muy buena erección incluso con el paso de los años.**

MULTIPLICA LA LIBIDO FEMENINA CON ESTOS ALIMENTOS SANOS Y NATURALES.

En la actualidad siguen habiendo grandes misterios que descubrir cuando nos disponemos a investigar el deseo sexual en las mujeres y su bajo o alto nivel de libido.

De sobra es sabido que <u>el factor psicológico y mental en la mujer desempeña un papel muy importante a la hora alcanzar una gran excitación o deseo sexual.</u>

Cuando se produce una falta de deseo en las mujeres, las paredes vaginales se contraen de forma involuntaria, causando en ellas que no se disfrute plenamente del acto sexual.

Los principales factores causantes de esta falta de deseo sexual femenino son:

- **Problemas entre la pareja de comunicación o confianza.**
- **Factores de tipo emocional.** Tipos de traumas personales, aprensión hacia el sexo, complejos físicos o psicológicos o cualquier experiencia pasada que haya podido resultar negativa o traumática.

- **Hábitos rutinarios.** Los principales enemigos del deseo sexual se encuentran en la monotonía y el estrés.
- **Cansancio.** Debido a un estilo de vida estresante o intenso a nivel físico.
- **Enfermedades.** Una persona con enfermedades mentales como la depresión o la ansiedad. Y otras enfermedades físicas como el tener problemas en la glándula tiroides o diversas enfermedades cardiovasculares.
- **Causas biológicas.** Las personas mayores de 60 años y las mujeres menopáusicas debido al descenso natural de los niveles hormonales de la sexualidad.

Hay una cosa muy común entre las parejas con el paso del tiempo, y es que se piensa que **el hombre tiene la sensación de que sus ganas por mantener relaciones sexuales son siempre superiores a las de su compañera.** Este es un malentendido que genera mucha confusión en la vida en pareja, pero que puede solucionarse fácilmente si conocemos las **técnicas adecuadas**.

Durante mucho tiempo y aún hoy en día, se ha dado por hecho que los hombres siempre tienen más ganas de tener sexo que las mujeres. **<u>No es cierto</u>**. La realidad es que **<u>hombres y mujeres tienen las mismas necesidades de mantener relaciones sexuales y las mismas ganas</u>**, pero sus ciclos funcionan de distinta manera. Algo que ha mantenido confundidos a los expertos durante mucho tiempo. Un dato científico importante: **La libido femenina aumenta con el tiempo y las mujeres alcanzan la madurez sexual hacia los 35 años** pero el deseo, no obstante, se ve afectado por la propia rutina de una relación amorosa. **Esto no quiere decir que no quieran mantener relaciones sexuales pero <u>tienen motivaciones distintas para hacerlo</u>.** Razones complejas que no responden al mero "deseo". En muchos casos **las mujeres buscan fomentar la intimidad emocional con su pareja o, en ocasiones, incrementar su propia autoestima**. El deseo sexual, por tanto, no está presente en el inicio del intercambio sexual, sino que aparece más tarde, porque se busca conscientemente. Esto es clave para entender porque las mujeres no siempre parecen tan receptivas como el hombre respecto al acto sexual. **La buena noticia es que se puede trabajar la aparición de ese deseo, y con la estimulación adecuada, la excitación sexual y el placer se intensifican.** Y por consiguiente las relaciones son más satisfactorias.

Para que el deseo femenino aumente y las relaciones sexuales sean mejores, es importante saber esto:

- **Debemos trabajar bien los preliminares.** Alargando los preliminares, siendo cariñosos y retrasando el momento del coito hasta que la mujer esté realmente excitada.
- **Pon empeño y haz lo que a ella le gusta.** Con los estímulos táctiles y eróticos la mujer empieza a centrarse en el sexo.
- **Elige un buen momento.** Las mujeres no pueden concentrarse en el sexo si tienen algún problema de índole emocional con su pareja. Después de una pelea, por ejemplo, no tiene ningún sentido hacer el amor, pues aunque la mujer quiera mantener relaciones sexuales su conexión emocional va a pasar factura al acto en sí. En definitiva, <u>**la pareja tiene que estar en un momento emocionalmente estable para poder hacer el amor.**</u> Y esto no se soluciona con sexo.
- **Para ellas el orgasmo no siempre es la meta.** Muchas veces <u>las mujeres no necesitan llegar al orgasmo para sentir que han tenido una relación sexual satisfactoria</u>, ellas al contrario de los hombres, no siempre lo necesitan ni lo busca, eso es algo que a los hombres les cuesta entender, pero es lo cierto. También es verdad que no llegar nunca al orgasmo

por parte de la mujer puede acabar siendo un problema a tratar.

En cuanto a la **<u>alimentación más adecuada para ellas</u>** y el aumento de su libido propongo lo siguiente:

En las mujeres es importante mantener una alimentación equilibrada que contenga **antioxidantes, vitaminas**, sobre todo la **vitamina C y E** , y el mineral mágico de la sexualidad, el **Zinc.**

ESTOS SON LOS ALIMENTOS NATURALES QUE PRODUCEN EL AUMENTO DEL DESEO SEXUAL FEMENINO:

- **Jalea Real.** Las sustancias como la miel, el polen o la jalea real son consideradas desde tiempos remotos como grandes potenciadores sexuales y especialmente en las personas con falta de apetito sexual y las que se cansan fácilmente durante el acto. En cualquier tienda de dietética se puede comprar jalea real y lo ideal es tomarla en ayunas para que su efecto sea más potente todavía. Además podemos **mezclarla con otros remedios naturales para el apetito sexual**.

- **Germen de trigo.** Este germen es bueno para **prevenir la sequedad vaginal** que puede producir picores y cierta sensación de ardor en las relaciones íntimas. También alivia los síntomas del síndrome premenstrual como puede ser la hinchazón de las mamas. Es suficiente con tomar un par de cucharadas de germen de trigo por ejemplo con un yogurt natural.

- **Dong Quai o Angélica.** Se ha utilizado desde hace muchísimos años en la medicina tradicional en China y también en la medicina ayurvédica ya que esta planta **estimula la producción de estrógenos** que es algo básico para <u>mantener un apetito sexual alto</u>. De ahí que se recomiende esta planta para las mujeres que están en la etapa de la menopausia.

- **Ginseng.** Al igual que es muy bueno para tratar los problemas de **impotencia masculina**, el ginseng es también muy recomendado en las mujeres con problemas de frigidez y es uno de los mejores **remedios naturales para aumentar el libido en la mujer**, aportando además energía y produciendo relajación en estados de ansiedad o depresión. Mejora en gran medida la circulación de la sangre y nuestra **resistencia física** siendo una buena opción cuando se quiere aumentar el apetito sexual en la mujer.

- **Maca.** Es sin duda de los mejores remedios caseros para <u>recuperar el libido en la mujer</u> ya que tiene un gran poder afrodiasiaco. Es un potente **estimulante de la libido en la mujer** y un gran energético recomendado para etapas de desgaste excesivo, en la **etapa de la menopausia** y también claro está para aumentar el libido en las mujeres. Este **afrodisiaco femenino natural** es también muy bueno para los hombres y realmente es potente. En herbolarios y para farmacias lo puedes encontrar sin problemas.

- **Ginkgo biloba**. Tomarlo <u>aumenta en la mujer el deseo sexual</u> y aporta también mucha energía y mayor capacidad de concentración. Los **beneficios para aumentar el deseo sexual** se deben a que mejora mucho la calidad de la circulación sanguínea.

- **Aceite de espino amarillo. Aumentar el deseo sexual en la mujer de modo natural,** también se puede hacer con el espino amarillo y concretamente con su aceite. Ayuda a mejorar la libido en la mujer ya que este es un aceite que contiene mucha cantidad de ácidos grasos omega 7 y estos ayudan a mejorar considerablemente la **lubricación vaginal**. Este aceite se puede tomar en forma de perlas y también se aconseja cuando hay sequedad vaginal, una vez entrada la etapa de la menopausia, después de un parto o incluso para aliviar los síntomas producidos por la quimioterapia.

- **Jengibre**. También ha de formar parte de la lista de remedios caseros para la falta de libido en la mujer puesto que esta planta medicinal tiene múltiples beneficios y uno de ellos es el de **mejorar la calidad de nuestra vida sexual** ya que tiene grandes efectos en la circulación de la sangre. <u>El clítoris de la mujer será el mayor beneficiado</u>.

- **Rodiola**. Es otro de los estimulantes naturales para mujeres que funciona bien debido a que es un **balanceador natural del sistema nervioso** que <u>aumenta el placer sexual y el apetito</u> y combinada con maca obtenemos mayor aumento el libido.

Todos estos recursos alimenticios que te acabo de nombrar son altamente beneficiosos para el **aumento de la libido femenina** que junto a una dieta pensada para la salud de la sexualidad femenina rica en <u>almendras, plátanos, zanahorias, jengibre, piñones y fresas</u>, harán que su deseo se mantenga siempre despierto y en forma.

CÓMO AUMENTAR LA TESTOSTERONA MASCULINA DE FORMA NATURAL. ¿MEJORA LA DIETA LOS PROBLEMAS DE ERECCIÓN?

La testosterona es la hormona responsable del desarrollo pleno de los genitales masculinos y las características sexuales secundarias. La testosterona es producida en los testículos. Además de ser clave en nuestra sexualidad, es importantísima para el adecuado mantenimiento de la masa muscular, la densidad ósea, las células rojas de la sangre y la mayor vitalidad y bienestar en el hombre.

Con forme pasan los años, el cuerpo del hombre cada vez genera menos testosterona, comenzando aproximadamente a la edad de 30 años a descender el nivel de testosterona en el organismo masculino. Existen varios factores que frenan esa progresiva disminución de testosterona masculina. Por ejemplo:

- **Mantener un peso adecuado.** Ya que está estudiado que en los hombres con sobrepeso, el nivel de testosterona es relativamente más bajo que en hombres que se encuentran en su peso correcto.
- **Hacer ejercicio de forma regular.** Llevar una vida sedentaria provoca que el organismo no necesite aumentar el nivel de testosterona. El ejercicio de

pesas en el gimnasio es una gran opción para que nuestro cuerpo siga generando la testosterona de forma regular, ya que implica a los grupos musculares y estos necesitan de esta hormona para su adecuado crecimiento y funcionamiento.

- **Descansar adecuadamente.** Dormir entre 7 y 8 horas diarias es fundamental para que las hormonas mantengan su funcionamiento regular.

Todos estos factores junto con la ingesta de los **alimentos** que paso a detallarte a continuación, son la clave del mantenimiento del nivel regular de la testosterona:

- **ALIMENTOS RICOS EN VITAMINA D.** El pescado azul (sardina, atún, caballa, arenque), los huevos, el hígado, los champiñones, el brócoli, el aguacate o el salmón.
- **ALIMENTOS RICOS EN EL MINERAL ZINC.** Las semillas (calabaza, calabacín, de sandía, sésamo), el ajo, el chocolate negro puro sin azúcar, el germen de trigo o los garbanzos.
- **NUECES Y FRÍJOLES.** Un puñado de nueces al día o de fríjoles es altamente recomendable.
- **LENTEJAS.** Un buen plato de lentejas con verduras y arroz integral es apostar a caballo ganador.
- **ALMENDRAS.** Las almendras crudas y sin condimentar.

<u>El organismo necesita de la ingesta de grasas para la creación de la testosterona</u>, por lo que una dieta muy baja en grasas puede desembocar en la disminución preocupante de esta hormona.

Existe una gran fuente de grasas saturadas que tomadas con moderación, pueden ayudar en el factor aumento de la testosterona. Estas grasas se encuentran en el **aceite de coco.** Una cucharada sopera de aceite de coco cada día puede ser altamente beneficiosa para nuestra salud.

Tenemos casos en la actualidad de jóvenes de 20 años de edad o aproximados donde sus niveles de testosterona se encuentran preocupantemente bajos, esto se debe principalmente y dejando al margen cualquier enfermedad relacionada con ese inadecuado nivel de testosterona para su edad, a unos **malos hábitos alimenticios.** El descuido en la dieta puede provocar grandes problemas incluso en personas jóvenes.

¿MEJORA LA DIETA LOS PROBLEMAS DE ERECCIÓN?

<u>La disfunción eréctil es ni más ni menos que un problema circulatorio del riego sanguíneo para llegar al pene, lo que impide mantener una adecuada erección.</u>

Una de las principales razones por las que esto sucede se debe a la acumulación de colesterol en los vasos sanguíneos, por lo que estos se endurecen y dejan de ser flexibles, impidiendo la dilatación cuando nos excitamos. Los problemas de erección muchas veces suelen ser considerados como un síntoma temprano de futuros problemas cardiovasculares.

Es indudable que una <u>dieta rica en verdura, fruta y granos enteros sin procesar</u> (semillas, arroz integral, fríjoles, nueces, etc...) junto con pescados, aceite de oliva y carnes blancas (pollo y pavo), baja en grasas y productos lácteos y azúcar, van a prevenir los problemas de erección a corto y largo plazo.

La alimentación rica en antioxidantes y ácidos grasos saludables (Omega 3,6,9), cereales integrales y frutos secos crudos sin tostar, es mi consejo principal para mantener una buena erección.

<u>CONCLUSIÓN FINAL.</u>

El sexo es un aspecto fundamental en todo ser humano. El desarrollo y la plenitud de la sexualidad está íntimamente relacionado con la salud. Desde el punto de vista espiritual, el sexo posee una trascendencia especial para la canalización de nuestra energía pero si analizamos el sexo como un aspecto común y corriente, nos daremos cuenta que la energía sexual es la síntesis de todos los alimentos que consumimos diariamente. Por lo tanto, es nuestra misión si queremos disfrutar plenamente del sexo, nutrir y a la vez fortalecer mediante la adecuada alimentación todo nuestro organismo. Una vida sexual activa repercute en nuestra autoestima y felicidad, y por lo tanto en nuestro bienestar general y plenitud vital.

Cuidar nuestra salud física a través de los mejores hábitos de vida que existen, se vuelve fundamental para poder disfrutar plenamente nuestra existencia en el mundo físico. La alimentación es uno de los pilares fundamentales para nuestra salud, es la medicina que mejor puede prevenir futuras enfermedades o carencias físicas o mentales. En la actualidad comer bien ha dejado de ser una moda para establecerse en la sociedad como algo importantísimo y necesario. Cada vez son más las personas que son conscientes de la importante unión alimentación-salud.

Los efectos de una buena alimentación repercuten en todos y cada uno de los aspectos de nuestra vida, en las relaciones con los demás, en nuestra vida profesional, en la sentimental y en nuestro mundo interior, ya que acostumbrar a nuestro cuerpo a nutrirse de forma inapropiada tendrá consecuencias no solo a nivel físico sino también mental y espiritual.

En este libro he querido centrarme en los alimentos que mejoran nuestra salud sexual, ya que la considero de gran importancia para llevar una vida feliz pero si quieres una guía más completa e imprescindible para mantener tu estado de salud durante el resto de tu vida, he escrito un libro que se llama "DE LA CESTA DE LA COMPRA DEPENDE TU SALUD", disponible en todas las tiendas amazon, donde puedes aprender a realizar la mejor compra posible de alimentos en el supermercado pensando sola y exclusivamente en tu salud. En ese libro te desvelo todo lo que la industria alimenticia no quiere que sepamos para mantenernos adictos a ingredientes y compuestos químicos que ellos saben perfectamente que no son saludables pero que aún así, siguen manteniendo en sus productos alimenticios pensando únicamente en el negocio y en el dinero, no en los perjuicios que pueden ocasionar a nuestro organismo a corto y largo plazo.

Nada más por mi parte, me despido de ti agradeciéndote la lectura de este libro, espero que te haya sido de utilidad y haya cubierto todas las expectativas que tenías antes de comenzar a leerlo. A partir de ahora deseo que comiences a entender la conexión existente entre una buena vida sexual y tus correctos hábitos alimenticios. Deseo larga vida a tu sexualidad y que se desarrolle lo más intensa y placentera posible.

LuisGarre.

Gracias por el tiempo que le has dedicado a leer "ALIMENTA TU APETITO SEXUAL". Si te gustó este libro y lo has encontrado útil te estaría muy agradecido si dejas tu opinión en Amazon. Me ayudará a seguir escribiendo ebooks para que sirvan de ayuda a cuantas más personas mejor. Tu apoyo es muy importante. Leo todas las opiniones e intento mejorar cada día en mi propósito de vida. Puedes dejar tu opinión en la página de este libro en Amazon haciendo un poco de scroll hacia abajo en el apartado "Opiniones de clientes", "Escribir mi opinión" en Amazon.es o en "Customer Reviews"- "Write a Customer Review" en Amazon.com.

¡Gracias por tu apoyo!

Por último recuerda que en la dirección:

www.luisgarre.com/regalo

Puedes descargarte mi ebook gratuito "Experiencias físicas para comprender la Eternidad" como muestra de mi agradecimiento hacia ti.

Si lo deseas también puedes visitar mi web:

www.luisgarre.com

www.ingramcontent.com/pod-product-compliance
Lightning Source LLC
Chambersburg PA
CBHW070736260726
48660CB00007B/2884